AF372692

RÉSUMÉ

DE LA

LEÇON D'OUVERTURE DU COURS DE CLINIQUE

DES

MALADIES MENTALES

PAR

Le Dr LANGLOIS

EX-ADJOINT DES ASILES D'ALIÉNÉS DE LA SEINE
MÉDECIN EN CHEF A MARÉVILLE
CHARGÉ DE COURS A LA FACULTÉ DE MÉDECINE
MEMBRE CORRESPONDANT DE LA SOCIÉTÉ MÉDICO-PSYCHOLOGIQUE
MEMBRE DE LA SOCIÉTÉ DE MÉDECINE DE NANCY

1880

RÉSUMÉ

DE LA

LEÇON D'OUVERTURE DU COURS DE CLINIQUE

DES

MALADIES MENTALES

RÉSUMÉ

DE LA

LEÇON D'OUVERTURE DU COURS DE CLINIQUE

DES

MALADIES MENTALES

PAR

Le Dr LANGLOIS

EX-ADJOINT DES ASILES D'ALIÉNÉS DE LA SEINE
MÉDECIN EN CHEF A MARÉVILLE
CHARGÉ DE COURS A LA FACULTÉ DE MÉDECINE
MEMBRE CORRESPONDANT DE LA SOCIÉTÉ MÉDICO-PSYCHOLOGIQUE
MEMBRE DE LA SOCIÉTÉ DE MÉDECINE DE NANCY

1880

RÉSUMÉ

DE LA

LEÇON D'OUVERTURE DU COURS DE CLINIQUE

DES

MALADIES MENTALES

Messieurs,

Permettez-moi, avant d'inaugurer la série de leçons que j'aurai l'honneur de vous faire sur les maladies mentales, de remercier M. le Directeur de Maréville, M. le Doyen et les Professeurs de la Faculté de médecine de Nancy, qui m'ont proposé à la nomination du Ministre de l'instruction publique, de la confiance qu'ils ont eue en moi, confiance que je m'efforcerai de mériter.

J'ai le triste honneur d'être le dernier élève inscrit sur les registres de l'ancienne Faculté française de Strasbourg, et, si les circonstances m'ont ramené au milieu de mes anciens Maîtres, j'en suis heureux, sachant qu'ils m'encourageront dans la tâche que je vais entreprendre.

Messieurs,

N'ayant pas la prétention de faire de vous des spécialistes en quelques mois, et mon intention étant de ne pas sortir du domaine classique, j'éviterai avec soin tout ce qui pourrait nous entraîner dans des discussions stériles.

L'étude des maladies mentales n'a fait de réels et rapides progrès qu'à partir du jour où elle s'est appuyée sur la physiologie et l'anatomie du système nerveux.

La physiologie explique un grand nombre de phénomènes qui auparavant semblaient mystérieux.

L'anatomie normale nous indique quelles sont les conditions nécessaires et suffisantes pour que l'organe de la pensée fonctionne régulièrement.

L'anatomie pathologique nous permet de reconnaître quelquefois les causes et les lésions organiques primitives ou consécutives aux troubles intellectuels. C'est donc à ces trois grandes sources que nous puiserons nos renseignements les plus précieux.

Le règne des métaphysiciens est passé, et malgré leurs ingénieuses hypothèses, leurs savantes théories, édifiées sur l'observation psychique, ils ne seront bientôt plus qu'un souvenir historique.

Le but que je dois me proposer d'atteindre est de vous mettre en état :

1° De reconnaître un aliéné d'un homme sain d'esprit;

2º De diagnostiquer les différentes formes et variétés de l'aliénation mentale ;

3º De vous prononcer au point de vue de la curabilité ou de l'incurabilité de l'affection mentale ;

4º De prescrire un traitement approprié ;

5º De faire des certificats légaux et complets, quand vous vous trouverez dans la nécessité de faire séquestrer un malade ;

6º De faire des rapports en justice et de défendre au besoin les aliénés devant les tribunaux.

Aliénation est un terme de jurisprudence qui exprime le fait de la transmission d'une chose à autrui, et qui implique l'idée de la privation de la chose transmise. De là, sans doute, par analogie, l'application des mots *aliénation mentale* au fait de la privation de la raison, qui constitue pour l'homme une sorte de dépossession (Parchappe).

Comme synonymes d'aliénation mentale, on emploie les termes de *folie*, *vésanies*, *phrénésie*, etc. Ici se pose naturellement cette question : Qu'est-ce qu'un aliéné ?

Dans l'état actuel de nos connaissances, il est impossible de répondre d'une manière catégorique. Un aliéniste éminent a dit : L'aliéné n'est pas un malade, c'est un type créé par la législation.

En droit, cette définition peut être vraie, mais en pathologie mentale, elle ne saurait prévaloir, puisque l'autopsie nous permet de constater des lésions matérielles dans presque toutes les formes de l'aliénation mentale, et principalement dans la démence, la paralysie générale et l'alcoolisme chronique.

Nos moyens d'investigation et nos instruments les plus perfectionnés ne sont pas toujours assez délicats pour saisir une faible altération du tissu nerveux ; mais le microscope, l'analyse chimique et spectrale n'ont pas dit leur dernier mot. Personne aujourd'hui ne nie la folie transitoire, dont la cause gît peut-être dans une surexcitation nerveuse, consécutive à une exagération de la circulation, qui ne laisserait pas de traces appréciables à l'examen nécroscopique. Pour que des modifications durables se fassent au sein des tissus, et impriment un cachet indélebile aux éléments histologiques, il est indispensable que ces changements de structure n'aient pas une durée éphémère.

Je veux essayer de répondre à un reproche qu'on nous adresse journellement. Il vous est impossible, nous dit-on, de tracer une ligne de démarcation entre la folie et la raison.

Où finit la raison, où commence la folie? Comme vous le verrez bientôt, nos classifications reposent essentiellement sur des manifestations intellectuelles que l'on appelle délirantes, et sur des actes que l'on qualifie d'insensés, d'extravagants. Conséquemment, pour être théoriquement déclaré aliéné, il faut que le sujet rentre dans le cadre nosologique de l'une des formes ou variétés reconnues en ce moment. Or tous les essais de classification sont, de l'avis même de leurs auteurs, insuffisants; il faut donc, avant de vouloir chercher une délimitation irréprochable entre la folie et la raison, attendre que de nouvelles données scientifiques nous permettent de trouver cette inconnue.

Vous passez chaque jour par cet état intermédiaire à la veille et au sommeil, et aucun de vous n'est capable de préciser à quel moment il cesse de jouir de l'intégrité de ses facultés intellectuelles, pour passer dans le domaine des songes. Or la veille, c'est l'intelligence complète avec ses nobles attributions et le libre exercice de la volonté; tandis que le sommeil est l'image de la folie avec l'incohé-

rence dans les idées et l'impossibilité d'imposer une direc-
tion à nos pensées. La nature ne fait pas le saut, la loi de
continuité est toujours vraie, et vous en avez une preuve
en pathologie mentale, alors que vous voyez les formes les
plus opposées tomber dans la chronicité et se terminer
toutes par la démence. De même que nous ne passons pas
brusquement de l'état de veille à celui de sommeil, de
même, dans la folie dite subite, il doit exister une période
de transition, aussi courte qu'elle soit. Pendant les grandes
catastrophes, immédiatement après le danger passé, un
individu tout palpitant d'effroi s'écrie : J'ai cru que j'allais
devenir fou! Alors il était arrivé à la limite demandée, il
ne l'a pas franchie, mais augmentez la commotion morale
d'intensité et l'intelligence sombrait.

Raison et folie, qui tout d'abord représentent deux anti-
podes, sont deux régions limitrophes séparées par un mur
mitoyen encore à fleur de terre, mais qui, loin de mena-
cer ruine, s'exhaussera au moyen des matériaux pénible-
ment amassés chaque jour.

Du reste, la meilleure réponse à vous faire à ce sujet
est de vous dire que c'est en vivant au milieu des aliénés
que vous apprendrez le mieux à les connaître et à appré-
cier leur degré d'insanité.

Pour faciliter l'étude des maladies mentales, nous em-
ploierons les classifications en usage, nous étudierons les
symptômes propres à chacune des formes et variétés, puis
nous examinerons des types de malades correspondant à
chacune d'elles, sans oublier que si la théorie est néces-
saire, la pratique est indispensable.

La question de curabilité, que les parents ne manqueront
jamais de vous adresser dès le début de la maladie, exige
une longue pratique et une grande circonspection, et c'est
le cas de nous souvenir que, si l'emblème de la médecine

est un caducée, nous devons avoir la prudence du serpent. Nous traiterons ce sujet important quans nous nous occuperons du pronostic et de la chronicité.

Vouloir parler du traitement en général, serait entrer dans des détails qui viendront au moment opportun, et à ce point de vue les classifications ne fournissent aucune indication.

En effet, supposez que vous soyez en présence de trois maniaques agités ; le premier est sanguin avec hypérémie cérébrale ; le second est lymphatique et anémié ; le troisième est un alcoolique, il est évident que vous vous préoccuperez peu des symptômes d'ordre psychique. Ce sont trois maniaques, soit, mais comme vous aurez des indications apportées par les appareils de la circulation et de la nutrition, vous dirigerez votre médication en conséquence.

Passons maintenant à un autre ordre d'idées et voyons quelles sont les conditions à remplir par le médecin qui se trouve dans l'obligation de faire interner un malade. La loi du 30 juin 1838 reconnaît deux espèces de placements.

Les placements volontaires et les placements d'office. Les premiers sont faits par les familles, les seconds par l'autorité compétente.

Quand vous serez appelés à prendre l'initiative d'une séquestration, et à en assumer la responsabilité, vous devrez délivrer un certificat constatant l'état mental de la personne à placer, indiquant les particularités de sa maladie et la *nécessité de faire soigner* la personne indiquée dans un établissement d'aliénés et de l'y tenir renfermée.

Souvent les médecins se contentent de déclarer que le malade est dangereux pour l'ordre public et la sûreté des personnes. Un tel certificat est incomplet, et dans l'espèce c'est à la police de prendre les mesures nécessaires.

Le certificat perd toute sa valeur s'il a été délivré plus

de quinze jours avant sa remise au chef ou directeur ; s'il est signé d'un médecin attaché à l'établissement, ou si le médecin signataire est parent ou allié au deuxième degré inclusivement des chefs ou propriétaires de l'établissement ou de la personne qui fera effectuer le placement.

Lorsque vous aurez à donner votre avis sur un aliéné, incohérent dans ses idées et son langage, extravagant dans ses actes, il n'y aura pas d'hésitation de votre part ; mais lorsque vous vous trouverez en présence d'un délire partiel, d'un monomane défiant, capable de dissimuler ses conceptions délirantes et les hallucinations qui l'obsèdent, vous serez d'autant plus embarrassés, si on veut le traiter à domicile, qu'on ne manquera pas de vous demander s'il peut devenir dangereux.

Il faut alors redoubler de prudence et ne pas oublier que tout aliéné peut, à un moment donné, devenir dangereux pour lui-même ou les autres. Le pauvre imbécile qui pendant des années parcourt un village en liberté, devient tout à coup incendiaire pour se procurer le plaisir de voir flamber une maison ou des récoltes.

Vous devrez donc vous placer à divers points de vue ; mais toujours agir :

1° Dans l'intérêt du malade,

2° Dans l'intérêt de la famille,

3° Dans l'intérêt de la société.

Je n'ai pas besoin de m'appesantir sur l'intérêt du malade ; vous êtes médecins, votre devoir est tracé d'avance et consiste à diriger vos efforts vers la guérison, à empêcher l'aliéné d'être nuisible à lui-même et à le soustraire aux influences fâcheuses du milieu.

L'intérêt de la famille consiste également à mettre le malade dans l'impossibilité de nuire aux siens, et d'arriver à une prompte guérison qui lui permettra de reprendre sa place au foyer domestique.

L'intérêt de la société, la grande famille humaine, est de même ordre.

Ce triple intérêt peut se résumer ainsi :

Guérison à l'état aigu, et séquestration dès que l'individu est atteint d'une forme pouvant devenir dangereuse. A chaque instant, les journaux vous apportent le récit émouvant de crimes commis par des aliénés en liberté ; la plupart du temps l'entourage du malade vous apprend ensuite que depuis quelque temps on s'apercevait qu'il donnait des signes d'aliénation mentale. Combien de malheurs seraient évités si on les faisait examiner par des médecins expérimentés, pendant cette période d'invasion, car il est souvent possible, aussi bien à l'état aigu que chronique, de prédire que tel persécuté on impulsif tuera, que tel halluciné se suicidera.

A quelque chose malheur est bon, et, sous ce rapport, les indigents sont plus favorisés que les riches. En effet, les parents des premiers, étant obligés de vaquer à leurs occupations journalières, ne peuvent perdre leur temps à les surveiller et ils sont plus vite confiés aux spécialistes ; tandis que dans les classes opulentes ou aisées, les familles pouvant les faire soigner et garder à vue, ils ne sont envoyés dans les établissements spéciaux que lorsque le médecin traitant n'obtient aucun résultat et que la chronicité est établie.

Il vous arrivera d'être commis en justice afin de déclarer si l'inculpé jouit de l'intégrité de ses facultés intellectuelles, en un mot s'il est responsable ou non de ses actes.

Cette appréciation de la responsabilité chez les aliénés dits criminels, qui est pour ainsi dire la pierre de touche des médecins experts, suivant qu'ils admettent la responsabilité partielle ou non, ne saurait être agitée avant que vous ayez passé en revue toutes les formes connues de la folie.

Observons en passant que la responsabilité morale ne doit pas se mesurer d'après l'étendue du délire. Tel monomane halluciné ou impulsif est plus à plaindre que tel autre aliéné présentant à première vue un désordre intellectuel plus généralisé.

Certains aliénistes disent : On est fou ou on ne l'est pas. Pour être conséquents avec eux-mêmes, les médecins ayant une telle conviction ne devraient jamais employer des moyens de correction douloureux tels que la douche, l'électricité. Si d'après leur théorie, tout aliéné est complètement irresponsable, il ne saurait être puni, et ce serait de la barbarie de lui infliger une souffrance physique.

L'aliénation mentale est caractérisée au début par trois phénomènes distincts.

Exaltation, diminution et perversion des facultés intellectuelles et morales.

Baillarger fait avec Marcé les distinctions suivantes parmi les éléments pathologiques d'ordre intellectuel :

Lésions intellectuelles primitives, qu'il divise en lésions partielles : conceptions délirantes, impulsions irrésistibles, hallucinations.

Lésions générales : excitation, dépression.

Lésions consécutives : lésions de l'attention, lésions de la volonté.

Lésion terminale : la démence, c'est-à-dire l'usure, l'affaiblissement des facultés.

Avant d'en arriver à cette finale, la folie peut se modifier par transformation. Je vous présenterai un ancien mégalomane, qui nous dit qu'il était absurde quand il se croyait empereur et millionnaire, et qui aujourd'hui est un persécuté de la plus belle espèce.

Une loi que vous ne trouverez dans aucun traité d'aliénation mentale et qui a été découverte par l'illustre naturaliste Charles Darwin, est de la plus haute importance dans la grande classe des héréditaires. Elle permet quelquefois de reconnaître un candidat à la folie et de deviner vers quelle époque apparaîtront les symptômes prémonitoires.

Elle est ainsi conçue : « Hérédité aux périodes correspondantes de la vie. Si un caractère nouveau apparaît chez un individu adulte ou même à un âge avancé, il tend à reparaître chez ses descendants à la même période de la vie.

» Lorsqu'il y a des exceptions à cette règle, c'est plutôt dans le sens d'un avancement que d'un retard. »

Pour Ch. Darwin, les termes *caractère nouveau* expriment une modification organique, et comme cette règle est exacte en pathologie mentale, nous devons admettre que l'ascendant transmet à son héritier une lésion de structure et subséquemment une lésion de la fonction inhérente à la partie anormalement développée.

Dans cette catégorie de prédisposés, l'héritage morbide des parents est déposé à l'état de germe qui n'attend pour éclore qu'une circonstance quelquefois futile en apparence.

Exemple : Une paysanne vigoureuse et intelligente glisse du sommet d'une charrette de foin, et le lendemain elle présente des troubles intellectuels. Cependant il n'y a pas eu d'insolation, la menstruation n'a subi aucune modification sérieuse ; son père et sa mère n'ont jamais ressenti le moindre dérangement des facultés. On nous l'amène, et ses parents nous déclarent qu'elle est devenue folle à la suite d'une peur.

Nous diagnostiquons une manie aiguë greffée sur un degré assez accentué d'hystérie. La malade éprouve des spasmes à la gorge et la sensation de la boule ; elle est d'une mobilité extrême dans les idées et les actes, elle passe sans motifs appréciables du rire aux larmes.

Quelque temps après, nous apprenons par des personnes de son village que son grand-père maternel était sujet à des vertiges épileptiques suivis d'agitation maniaque passagère.

Nous étions donc en présence d'un cas bien établi d'hérédité atavique et transformée.

Cette jeune femme est devenue folle parce qu'elle était destinée à le devenir et qu'elle était arrivée à l'époque fatale. Si la chute n'était pas survenue, toute autre circonstance susceptible de l'impressionner eût déterminé l'accès.

Je vous ai cité ce fait pour vous avertir qu'il ne faut pas s'en rapporter aux renseignements fournis par les parents qui souvent nous trompent avec intention. Jadis le galeux était un objet d'opprobre, tandis que nous ne voyons plus en lui qu'une affection parasitaire. Malheureusement, le préjugé qui fait considérer la présence d'un fou dans une famille comme étant une cause de déshonneur n'est pas facile à déraciner. Si la prudence et l'humanité nous conseillent de ne pas contracter mariage avec une héréditaire, il est triste de constater que les familles se croient obligées de cacher soigneusement cette complication au médecin traitant, et de nous prouver ainsi le peu de confiance qu'elles ont en notre discrétion professionnelle.

Enfin, Messieurs, dans la prochaine séance nous nous occuperons de deux phénomènes cérébraux qui, sans être incompatibles avec la raison, n'en jouent pas moins un rôle prédominant en aliénation mentale. Je veux parler des illusions et des hallucinations sensorielles.

Avant de vous en donner une définition scientifique, je vous engage à caser parmi vos souvenirs cette comparaison heureuse de M. le professeur Lasègue : « L'illusion est » à l'hallucination ce que la médisance est à la calom- » nie. »

MEMENTO

L'HOMME

Pense — Parle — Agit.

Il peut être aliéné :

1° Par ses pensées, ses paroles, ses actes ;
2° Par ses pensées et ses paroles ;
3° Par ses pensées (aliénés dissimulant leurs conceptions délirantes) ;
4° Par ses actes (folie morale — folie impulsive).

DÉLIRE GÉNÉRALISÉ

MANIE...	*Aiguë.* *Chronique.*	Symptômes communs, Illusions, — Hallucinations Troubles de la sensibilité.	LYPÉMANIE.	*Aiguë.* *Chronique.*

Incohérence, — Loquacité, — Conceptions vives, — Musculation exagérée, — Besoin de dépenser de la force, — Physionomie mobile, — Regard fixe, — Attitude provocante, — Voracité, — Fureur.	Incohérence rare, — Sobriété de paroles, — Conceptions lentes, — Musculation affaiblie, — Besoin de repos, — Manque d'initiative, — Masque de la tristesse, — Regard voilé, — Attitude passive, — Refus d'aliments, — Stupeur.

MANIE ou LYPÉMANIE
Greffée sur imbécillité à divers degrés.

MANIE INTERMITTENTE

FORME MANIAQUE (Excitation).	Intervalle de calme.	FORME LYPÉMANIAQUE (Dépression).

FOLIE CIRCULAIRE A DOUBLE FORME

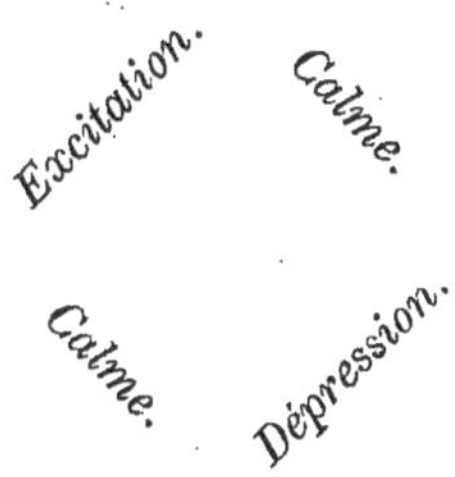

PARALYSIE GÉNÉRALE

FORME MANIAQUE

Excitation, — Délire gai, expansif, — Idées de grandeur, de richesse, — Exagération du Moi.

FORME LYPÉMANIAQUE

Dépression mélancolique, — Conceptions délirantes de nature triste, — Amoindrissement du Moi.

SYMPTOMES COMMUNS

Inégalité ou contraction exagérée des pupilles, — Hésitation et embarras dans la parole, — Mouvements vermiculaires de la langue, — Tremblement fibrillaire des muscles de la face, — Incertitude de la démarche, — Congestions cérébrales, — Attaques épileptiformes, — Coma, — Hématomes.

REMISSIONS
IMCOMPLÈTES OU COMPLÈTES

Simulacre de convalescence ou de guérison,
Rechute fatale.

TERMINAISON

Démence paralytique,
Existence végétative, — Gâtisme,
Marasme nerveux,
Mort.

FOLIE COMPLIQUÉE D'UNE NÉVROSE

Manie épileptique.
Id. hystérique.
Id. hystéro-épileptique.
Id. choréique.
Id. extatique.
Id. cataleptique.
Id. autres variétés.

FOLIE PAR INTOXICATION ou VIRULENCE DU SANG

Manie alcoolique.
Id. saturnine.
Id. syphilitique.
Id. autres agents.

DÉLIRE PARTIEL

Délire systématisé, — Idées fixes, restreintes, — Impulsions irrésistibles.

FORME MANIAQUE

Délire ambitieux.

FORME LYPÉMANIAQUE

Délire des persécutions.

Monomanie raisonnante.
Id. religieuse.
Id. homicide.
Id. suicide.
Id. kléptomanie.
Id. pyromanie.
Id. dipsomanie.
Id. démonomanie.
Id. érotomanie.
Id. agoraphobie, zoanthropie, etc.

Maladies désignées d'après les idées et les impulsions prédominantes.

HYPOCHONDRIE

Malades se préoccupant avant tout de leur santé, — Illusions internes, — Complication de l'hypothèse, — Hallucinations.

FOLIE MORALE

Aliénés par leurs actes,
Aliénés persécuteurs et autres.

DÉMENCE

Affaiblissement, usure des facultés,
Démence avec réactions maniaques,
Démence acquise, précoce, sénile.

ÉTATS CONGÉNITAUX

Arrêts de développement,
Imbécillité, 3 degrés,
Idiotie, complète, incomplète,
Crétinisme, — Goîtres.

Facies, dents, voûte palatine, oreilles, mains caractéristiques, — Regard incertain, fugace, — Rire niais, — Lèvre pendante, — Ptyalisme, — Attitude simienne, — Microcéphalie, — Macrocéphalie, — Onanisme, — Instincts pervers, de destruction, — Malpropres, — Analgésie.

HÉRÉDITAIRES

Hérédité directe.
    Id.   collatérale.
    Id.   atavique.
    Id.   transformée.

NOTA. — Les signes et symptômes énumérés dans ce *Memento* n'existent pas *toujours* dans leur ensemble, et ne sont pas les *seuls*.

(1338) Imp. Jobard.

www.ingramcontent.com/pod-product-compliance
Lightning Source LLC
Chambersburg PA
CBHW071303130726
47998CB00003B/1308